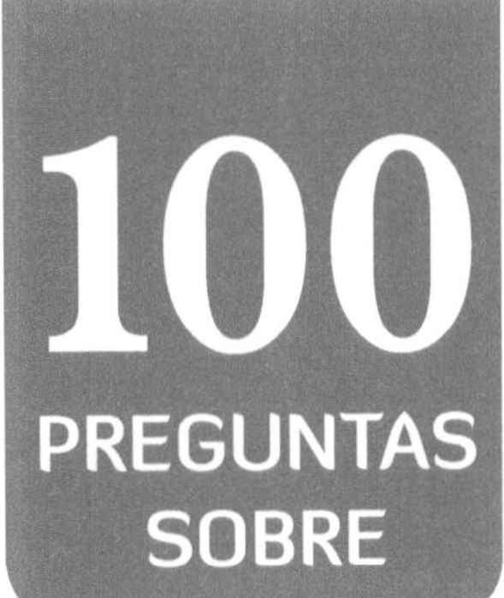

100 PREGUNTAS SOBRE

sexualidad femenina

VIRGINIA BOUVIER

Dudas, miedos, inquietudes y mitos sobre la vida sexual de la mujer

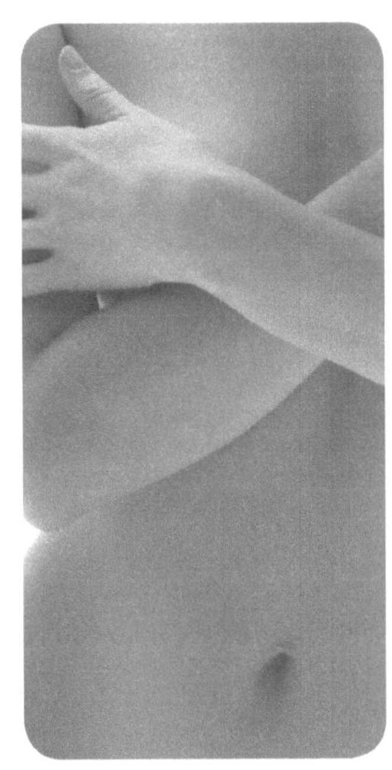

Bouvier, Virginia

100 preguntas sobre sexualidad femenina.

1. Sexualidad. I. Título.

Índice

- Introducción 5
- Las fases de la respuesta sexual 7
- Acerca del deseo 13
- El orgasmo. 15
- Las disfunciones sexuales 25
- El punto g y otras zonas erógenas 37
- La eyaculación femenina 41
- Anticoncepción 45
- Apéndice:. 55
  - Dudas íntimas sobre la sexualidad. 55
  - La sexualidad posparto 65
  - La sexualidad en la menopausia. 69
  - El sexo oral 71
  - Las fantasías sexuales. 75
  - Los problemas masculinos 81
  - Cómo renovar el deseo en la pareja 83

Introducción

Hay una gran cantidad de preguntas que las mujeres solemos hacernos sobre nuestra vida sexual y salud ginecológica. Muchas de ellas no nos atrevemos a preguntárselas al médico por pudor o porque no son dudas exactamente de salud, sino de sexualidad.

También existe gran cantidad de mitos y falsas creencias que circulan aún hoy entre nosotros, aunque la información sea uno de los grandes logros de la vida actual.

Teniendo en cuenta todo esto, reunimos en este libro una gran variedad de consultas sobre diversos temas de la sexualidad: desde dificultades durante la relación sexual, el orgasmo y la frecuencia de los encuentros hasta el posparto, la menopausia y cómo reavivar el deseo y la vida sexual de la pareja.

La primeras cien preguntas están relacionadas con sexología: las fases de la sexualidad, orgasmo, disfunciones frecuentes, etc. La segunda parte del libro reúne dudas, inquietudes y nuevas tendencias en la vida sexual de la mujer.

Este libro intenta ser completo y abarcativo, para disipar dudas, mantenerse bien informado y de esta manera ayudar a disfrutar a pleno de la vida sexual.

LAS FASES DE LA RESPUESTA SEXUAL

1. ¿Qué es la respuesta sexual?

Desde el punto de vista biológico la respuesta sexual es un conjunto de reacciones bioquímicas, hormonales, vasculares y neuromusculares que se producen en las personas como respuesta ante ciertos estímulos, que son interpretados por el cerebro como estímulos amorosos.

2. ¿Qué son las fases de la respuesta sexual?

Se denominan así a las sucesivas etapas que se producen como consecuencia de las situaciones fisiológicas durante la respuesta sexual.

3. ¿Cuáles son estas etapas?

Son las fases de deseo, excitación, orgasmo y resolución.

4. ¿Qué caracteriza a la fase de deseo?

Es la percepción del propio interés al acercamiento físico con la otra persona. En él participan muchos factores, como los sentidos, principalmente la vista en el varón y el oído en la mujer, y está modulada por la hormona testosterona. Las percepciones que provienen de los sentidos impactan en una zona del cerebro y continúan con la liberación de neurotransmisores cerebrales que desencadenan la siguiente fase de la respuesta sexual: la fase de excitación.

5. ¿Qué es la fase de excitación?

En esta etapa los neurotransmisores cerebrales y otras sustancias químicas estimulan los sistemas circulatorio y respiratorio, produciendo el aumento de la frecuencia cardiorrespiratoria, el mayor aflujo de sangre a los órganos sexuales y la confluencia de las funciones hormonales del organismo. Todo esto produce sensaciones corporales de mucho placer por la liberación de *endorfinas*, las llamadas hormonas de la felicidad, y a veces también de gran ansiedad, por la liberación de *adrenalina*.

6. ¿Hay diferencias en los tiempos de esta etapa en mujeres y varones?

Sí, en esta fase de la respuesta sexual se pueden advertir las diferencias fisiológicas en los tiempos de mujeres y varones. Estas se producen debido al mayor volumen de sangre que debe ingresar a la pelvis femenina durante esta etapa (alrededor de 1 litro) mientras que en los órganos genitales masculinos, el volumen necesario para que se produzca una erección es mucho menor (250 a 300 ml).

Por eso las mujeres suelen necesitar un tiempo mayor de estímulo (alrededor de 30 minutos en promedio), antes de iniciar la fase siguiente, mientras que los hombres llegan a la misma mucho más rápido.

En esta fase sexual de excitación, se realiza la penetración, lo que lleva a desencadenar la siguiente fase, la del orgasmo.

7. ¿Qué es la fase del orgasmo?

Es la etapa en la que se produce un reflejo neuromuscular sumamente placentero, que dura entre 2 y 7 segundos, como consecuencia de las contracciones de los músculos pélvicos, con liberación de la hormona oxitocina en el cerebro y su circulación en la sangre.

8. ¿Cómo se manifiesta en las mujeres?

En ellas el orgasmo consiste en contracciones musculares que se perciben en la zona genital y se pueden extender hacia el interior de los muslos, el abdomen y glúteos.

En general es necesaria la estimulación de los órganos genitales, la vulva, los labios externos e internos y el clítoris que es el órgano exclusivamente destinado a producir el reflejo orgásmico. Sin embargo, es muy importante el paso por todas las etapas anteriores para alcanzar el orgasmo.

9. ¿Cómo es en ellos?

En los varones el reflejo orgásmico está compuesto por dos partes. La etapa orgásmica en sí, que es un reflejo neuromuscular con sensaciones placenteras, similar al de la mujer y el reflejo de emisión de semen o eyaculación, que forma parte de la función reproductiva y que produce en el hombre más sensaciones agradables.

10. ¿Qué es la fase de resolución?

Este es el momento de la recuperación psicofísica posterior a la cadena de fases previas, en la cual tanto los hombres como las mujeres vuelven al tono muscular que tenían previamente a la etapa de deseo, la sangre acumulada en la zona pélvica vuelve a circular por todo el cuerpo, las frecuencias cardíaca y respiratoria vuelven a sus niveles basales y las hormonas circulantes continúan brindando sensaciones de gran satisfacción por un tiempo prolongado.

11. ¿Qué es el himen?

El himen es una membrana elástica, un residuo embrionario sin ninguna utilidad, que bordea la pared vaginal pero sin ocluirla. Por ende, por ejemplo, no hay ningún problema para que produzca la menstruación.

12. ¿Cuál es el mito más común sobre el himen?

Uno de los mitos que aún siguen teniendo vigencia es el que cree que *el himen obtura toda la entrada vaginal*.

En el raro caso de que esto ocurriera, la menstruación no baja, se acumula en el útero y es necesario hacer una intervención quirúrgica. Esto se denomina himen imperforado.

13. ¿La ruptura del himen puede producir dolor?

Una penetración puede ser dolorosa la primera vez, incluso para ambos, si se hace de una manera brusca y sin lubricación vaginal, fisiológica o externa. Esta es una causa de molestias mucho más común que la ruptura del himen; incluso, muchas veces, no hay ni dolor ni pérdidas sanguíneas o es en mínima cantidad.

14. ¿El himen se puede "romper" en prácticas gimnásticas?

Sí, también haciendo equitación, ciclismo o durante algún esfuerzo.

ACERCA DEL DESEO

15. ¿Qué es el deseo sexual?

Es el impulso de carácter instintivo y/o psicológico que incita a la persona hacia la conducta sexual. Está determinado por una serie de factores de carácter biológico, psicológico y social.

Desde el punto de vista biológico, el deseo sexual está estrictamente relacionado con el equilibrio hormonal, andrógenos en el hombre y estrógenos en la mujer.

16. ¿Los hombres fantasean más sobre el sexo que las mujeres porque tienen más deseo que ellas?

No es cierto. Las mujeres fantasean muchísimo sobre sexo, solo que no lo cuentan. Tienen fantasías, pero a veces no las comparten con su pareja y a veces ni siquiera entre amigas. Una de las causas por las cuales las mujeres se excitan más es justamente por sus fantasías.

17. ¿El deseo sexual femenino se reduce con los años?

El deseo no depende de la edad sino del buen estado de salud, de las hormonas, de una buena relación de pareja, del conocimiento que tienen las personas sobre su función sexual y de su compañero/a y de su capacidad para sentirse sexuales en cualquier etapa de sus vidas.

18. ¿Y el masculino?

Semejante a la respuesta anterior, aunque hay que tener en cuenta en este caso que los niveles de testosterona disminuyen a medida que el hombre envejece... Sin embargo, hay otros factores que influyen. Muchos hombres comienzan a interesarse más en el sexo pues se sienten cómodos con su pareja.

19. ¿Es cierto que muchas mujeres se sienten más sexis a medida que pasan los años?

Sí, porque ya no están preocupadas por el embarazo, tienen más confianza en sí mismas, saben mejor lo que les gusta. Pero por otro lado, hay mujeres que, al acercarse a la menopausia, sienten cambios como sequedad vaginal, que puede apartarlas del interés sexual. Es decir, depende de la actitud de la mujer.

20. ¿El sexo es mejor con las luces prendidas o apagadas?

Depende de los gustos de cada pareja. Muchas mujeres prefieren hacer el amor en un ambiente poco iluminado pues produce un clima más romántico, aumentando las sensaciones táctiles y fantasías. Además, muchas mujeres no están conformes con sus cuerpos y la oscuridad las hace sentir más tranquilas. Cuando una pareja está mutuamente cómoda, el sexo puede ser más excitante con las luces encendidas, por lo cual optarían la mayoría de los hombres, pues prefieren ver a su pareja.

EL ORGASMO

21. ¿Qué es el orgasmo?

El orgasmo es el punto máximo o clímax de la excitación sexual. Es un fenómeno complejo que incluye factores fisiológicos, neurológicos, hormonales y psicológicos. Es semejante en ambos sexos, aunque los genitales sean diferentes.

En las mujeres, los músculos que rodean la vagina se contraen rítmicamente y en los varones suele acompañarse de la emisión de semen por la uretra (eyaculación). Tanto varones como mujeres experimentan un aumento de la tensión muscular en todo el cuerpo y la contracción de los músculos pélvicos, generalmente acompañado de un cambio en el estado de conciencia. De todos modos, las sensaciones y percepciones que provoca el orgasmo son personales y muy variables individualmente.

22. ¿Cómo se distingue un orgasmo en una mujer?

Es una sensación de gran placer, que ocurre cuando luego de la fase de excitación se contraen los músculos del piso pelviano y el útero.

Fisiológicamente, el orgasmo es un reflejo nervioso que se produce en la zona pélvica y se extiende a las piernas, al abdomen y a la zona sacra. Su duración es de 2 a 6 segundos y se acompaña de contracciones musculares que duran fracciones de segundos, dando una sensación de bienestar y liberación de la tensión sexual previa, así como la relajación mental y física. La causa de ello es que este reflejo tiene como efecto una descarga de sustancias químicas en el torrente circulatorio llamadas endorfinas.

23. ¿Si la pareja llega al mismo tiempo al orgasmo significa que se lleva mejor sexualmente?

No, esto es un mito. Es incluso interesante ver cómo el otro llega, verlo disfrutar y compartir ambas sensaciones. Cuando la pareja se conoce muy bien, también pueden llegar juntos al orgasmo. No es obligatorio ni significa por ello que se tenga un encuentro sexual mejor.

24. ¿Existe un orgasmo vaginal y otro clitoridiano?

Como se explicó anteriormente, el orgasmo es un reflejo, son contracciones pélvicas asociadas a una gran sensación de placer. El 75% de las mujeres llegan al orgasmo con estímulo clitoriano y el 25% solo necesita penetración. Entonces, la mayoría de las veces se genera por estimulación del clítoris; en otros casos se experimenta durante la penetración vaginal; con menor frecuencia se producen por estimulación mamaria, pero todos combinados con la estimulación clitorídea de alguna manera (directa, por frotación, manual, oral, etc.).

No es habitual alcanzar el orgasmo sin el estímulo de los genitales externos tanto en la mujer como en el varón.

25. ¿Cuáles son los puntos sensibles en la mujer que generan el orgasmo?

La fuente de estimulación erótica más importante en la mujer es el clítoris. Sin embargo, todo el cuerpo tiene zonas erógenas, por ejemplo los pezones y el cuello. Las áreas a estimular son variables en cada mujer y esto es algo que debe explorar cada pareja.

26. ¿Y en el hombre?

En el varón tiene especial importancia la estimulación directa de los genitales externos, y también las tetillas. Pero de cualquier manera existen variaciones individuales que la pareja aprende a conocer con el tiempo.

27. ¿Es verdad que estimular el punto "G" produce orgasmos más intensos?

El punto "G" ("Grafenberg spot") es un área de la pared anterior de la vagina, cuya estimulación en algunas mujeres produce gran placer. Sin embargo, más allá de cualquier zona erógena, la intensidad del orgasmo depende de todos los elementos que componen ese encuentro: los besos, las caricias, las palabras, la comunicación. Hay que tener en cuenta que uno de los puntos erógenos más importantes es la piel. Y el gran procesador de las sensaciones es el cerebro. Por eso se dice que el cerebro es el primer órgano sexual.

28. ¿Hay un orgasmo o una serie de orgasmos?

En el hombre es uno solo, y en la mujer pueden ser una serie de orgasmos. Lo que varía siempre es la intensidad, el tiempo de duración y la frecuencia.

29. ¿Hay posiciones más adecuadas para experimentar el orgasmo en la mujer?

Anatómicamente toda posición que logre un mejor contacto de los genitales –especialmente del clítoris con el pubis del varón– acrecienta la estimulación local y favorecerá el orgasmo. Esta posición sucede con el varón acostado boca arriba y la mujer sentada sobre él.

También el sexo oral contribuye a lograr el orgasmo.

30. ¿Qué significa ser multiorgásmica? ¿pueden los hombres también tener orgasmos múltiples?

El término "multiorgasmo" se refiere a la capacidad de lograr múltiples orgasmos en la actividad sexual. Esto puede ocurrir con más facilidad en la mujer por el tipo de respuesta sexual, que tiene varias fases. Sin embargo, solo el 30 % de las mujeres son multiorgásmicas; y no todas las mujeres como se cree popularmente. En el varón, los orgasmos múltiples son raros, y en general los manifiestan aquellos varones que practican sexo tántrico (práctica tradicional de Oriente cuyo objetivo es alcanzar una conexión espiritual, e incluso ciertos niveles de sanación a través del despertar del ser sexual. Lo que no busca es la satisfacción física inmediata).

31. ¿Es posible tener orgasmos sin penetración?

Sí. La masturbación es un ejemplo claro de orgasmo sin penetración.

32. ¿Tener un orgasmo muy intenso puede producir la ovulación en ese momento y ayudar a la concepción?

No. Los determinantes de la ovulación provienen de la hipófisis y luego de un ciclo de maduración folicular en el ovario, no tienen que ver con la intensidad del orgasmo.

33. ¿La capacidad de tener orgasmos disminuye con la edad?

En general se mantiene; lo que puede variar es la frecuencia o la necesidad de mayor estímulo para lograrlo. Por ejemplo, los hombres de edad precisan más estimulación, tiempo y "creatividad" en los juegos sexuales para lograrlo.

34. ¿Existe una "cefalea del orgasmo"?

Sí, la llamada "cefalea del orgasmo" se produce por la tensión muscular propia de este momento de clímax.

Si el dolor aparece en forma reiterada, conviene consultar a un especialista, y someterse a un estudio de imágenes para descartar cualquier alteración vascular.

35. ¿Las mujeres pueden llegar al orgasmo sólo con las fantasías?

Sí, es cierto. De hecho hay un estudio en el que se muestra que el 64 por ciento de las damas puede llegar al orgasmo sin siquiera el contacto físico, con solo pensar en lograr el clímax. Esta investigación de laboratorio confirma que estos orgasmos espontáneos tienen las mismas manifestaciones físicas –aceleración del ritmo cardíaco, aumento de la presión arterial, etc.– que las producidas por la estimulación del clítoris.

36. ¿Fingir el orgasmo es mentirle a la pareja?

Esta conducta de fingimiento del orgasmo le impide a la mujer disfrutar, sentir y eventualmente llegar a un verdadero orgasmo. Esta mentira forzada manifiesta un cierto problema en el vínculo con la pareja, ya que no existe la confianza y la comprensión suficientes para poder hablar estos temas de la sexualidad.

Seguir fingiendo el orgasmo condena a una mujer a la anorgasmia. La posibilidad de llegar al orgasmo es un derecho propio y no una ofrenda al varón. Por lo tanto, la mujer que se encuentre en esta situación debería hablar con su pareja y hacer la consulta al sexólogo/a para resolver el problema y así disfrutar de una sexualidad plena.

37. ¿Hasta qué edad la mujer puede tener orgasmos?

No existe un máximo de edad, si el estado físico se lo permite; como tampoco existen límites de edades, en ambos sexos, para disfrutar de los contactos corporales.

38. ¿Cuáles son los mitos más comunes respecto del orgasmo?

Algunos de los más arraigados son:

- **"La penetración es lo que permite alcanzar el orgasmo".**
Esto no es cierto ya que las mujeres necesitan que el estímulo comience en el cerebro y los sentidos (tacto, palabras, clima, etc.) y se extienda a todo su cuerpo; toda la zona pélvica debe estimularse, principalmente el clítoris, sin dejar de atender los demás aspectos sensoriales, ya que este órgano es el que desencadena el orgasmo. La penetración por sí misma no provoca el orgasmo porque dentro de la vagina existe poca sensibilidad. La penetración para la mujer es uno más de los estímulos placenteros que le permiten sentir intimidad con su pareja.

- **"Cuando no hay orgasmo, no hay embarazo".**
Existen muchas mujeres que han sido madres y sin embargo consultan por anorgasmia.

- **"Si durante el embarazo se tiene un orgasmo, es posible causar un aborto".**
Este es un mito muy arraigado. Durante un embarazo normal, las relaciones sexuales son algo sano y natural. Si hubiera una placenta previa u otro problema que pusiera en riesgo la gestación, el médico obstetra indicaría la abstención de las relaciones o una manera de llevarlas a cabo sin afectar el embarazo.

- **"Sin orgasmo la mujer no puede disfrutar".**
Las mujeres disfrutan mucho del cortejo, de los juegos previos, de las caricias y mimos. Muchas, incluso, pueden

llegar a disfrutar más de un juego previo prolongado que de un orgasmo fugaz; aunque en una mujer con una función sexual normal, lo primero desemboca en orgasmos más intensos y prolongados.

- "El hombre tiene que saber darle un orgasmo a una mujer".

Los varones no pueden adivinar lo que le gusta a cada mujer, porque cada una es diferente. Una mujer debería conocer su cuerpo y contarle a su pareja sus preferencias. Por otro lado, ellos deberían informarse acerca de cómo funciona la respuesta sexual de la mujer para no creer que es idéntica a la masculina.

- "Cuando una mujer tiene problemas para alcanzar el orgasmo, debe fingirlo para que su pareja no se sienta mal".

Si no hay orgasmos, la pareja deberá realizar una consulta con un especialista en sexología. Estos generalmente son médicos ginecólogos, psiquiatras o también psicólogos, con orientación en terapia sexual.

Ejercicios Kegel: para lograr orgasmos más intensos.

Practicar estos ejercicios permite fortalecer los músculos del orgasmo, y obtener más placer. Así se realizan:

1. **Ubique el músculo pubococcígeo con alguno de estos procedimientos:**
    Poniéndose un dedo en la vagina y apretándolo tan fuerte como si no quisiera dejarlo salir.
    Sentarse en el inodoro para orinar y cortar el chorro de orina. El músculo que lo corta es el pubococcígeo.

2. **Sentada y con todo el cuerpo relajado, respire según su ritmo habitual** y contraiga la entrada de la vagina, en la que previamente había introducido el dedo para probar el tono muscular de los músculos perivaginales. Una vez ubicado el músculo pubococcígeo no es necesario dejar el dedo en la vagina, salvo cuando quiera probar la fuerza de la musculatura vaginal.

3. **Contraiga esos músculos durante varios minutos y relaje hasta descargar toda la tensión.** Debe "contraer" durante 5 segundos para ubicar la contracción; "relajar" hasta que no quede resto de tensión en la musculatura vaginal.

4. **Repita el ejercicio hasta llegar a 300 repeticiones por vez**, lo que lleva, conseguida la práctica correcta, no más de 10 minutos por día. Realícelo todos los días.

LAS DISFUNCIONES SEXUALES

39. ¿Qué es la disfunción sexual femenina?

Es un trastorno que se produce cuando hay un cambio significativo en el comportamiento sexual habitual de la mujer. Se reducen o incluso desaparecen los deseos, pensamientos y fantasías sexuales y se posponen o se evitan las relaciones. Además, existe una incapacidad para disfrutar y esto afecta a la calidad de vida y a la relación con la pareja.

40. ¿Cuáles son las disfunciones más frecuentes?

En general, las cuatro áreas en las cuales las mujeres tienen dificultades son: el deseo, la excitación, el orgasmo y el dolor asociado al coito.

41. ¿Hay muchas mujeres que padecen disfunciones sexuales?

El 43 por ciento de las mujeres entre 18 y 59 años tiene algún problema de disfunción sexual. Sin embargo, solo un pequeño porcentaje sabe que posee un trastorno, muy pocas consultan un especialista y muchas menos inician un tratamiento para solucionar el problema.

42. ¿Qué consecuencias tiene esto?

Las mujeres con este problema generalmente sufren angustia y estrés, lo que genera una mala relación con su pareja, que puede llevar a otro tipo de perturbaciones como, por ejemplo, baja autoestima, inseguridad, falta de confianza en sí misma y en su compañero.

43. ¿Por qué se produce una disfunción sexual?

El órgano sexual más importante es el cerebro y de él depende que se desencadene el proceso de excitación y placer que genera el encuentro sexual. Cuando hay algún estímulo erótico, el sistema nervioso central recibe esa sensación e inmediatamente envía, a través de la médula espinal, una información a los genitales para que estén dispuestos. Si hay una disfunción, esto no ocurre porque los receptores del cerebro se alteran, se produce un bloqueo y se evita la oxigenación de la sangre, no hay segregación de sustancias y, en consecuencia, no se produce lubricación en la parte vaginal. Adicionalmente, las venas, arterias y músculos se alteran y no permiten que la vagina se relaje.

44. ¿Cuáles son las causas?

Las razones son múltiples: falsas creencias, mandatos familiares, permisos, aprendizaje, las fantasías sexuales, la comunicación, la posición del varón y la mujer en relación con la sexualidad, etc.

La mayoría de los síntomas sexuales de disfunciones están ligados a problemas en la comunicación y la información: falta de información (desinformación); fallas en la información (mal información); ausencia de modelos de referencia pertinentes (ejemplo: pareja parental asexuada).

La sexualidad aún hoy está atravesada por procesos de prohibición y castigo y por un cúmulo de mitos y mandatos culturales que dificultan el acercamiento al aprendizaje y puede dar origen a las disfunciones sexuales.

45. ¿Cuáles son los trastornos del deseo?

El deseo es, de todas las etapas del proceso sexual, aquel que sufre las mayores consecuencias; el mismo puede estar inhibido, resistido, contrariado, etc.

Cuando el deseo está inhibido la sexualidad para la persona afectada se vuelve algo indiferente y simplemente se reduce a una actividad tolerada en función de lo que corresponde cumplir en una pareja para mantener el vínculo.

Cuando está resistido genera sensaciones de profundo malestar, tensión en el cuerpo, pensamientos negativos, y hasta profundo rechazo en quien lo padece por su pareja. Puede llegar a generar, en casos graves, síndromes como la anorexia sexual y la aversión sexual, estados ambos que provocan en la mujer una insoportable asociación entre el sexo y el sufrimiento.

46. ¿Cuáles son los trastornos de la excitación?

Se caracterizan por la dificultad o la ausencia de la percepción de la mujer de estar excitada o presentar cambios físicos, como la lubricación, la sensación de pulsaciones en los genitales y el erizamiento de los pezones. Tampoco se produce la necesaria inflamación del clítoris y su entorno.

47. ¿Por qué se producen?

Está comprobado que las causas son mayormente psicológicas. Ese estado emocional inhibe la irrigación sanguínea de los genitales y las sensaciones de excitación necesarias para el buen desarrollo de las siguientes etapas del encuentro sexual.

48. ¿Qué es el dolor sexual?

Este se divide en dispareunia y vaginismo.

49. ¿Qué es la dispareunia?

Es el temor a la penetración a causa del dolor genital que ocurre durante o después del coito. Esto provoca que involuntariamente se contraigan los músculos vaginales y se impida la relación.

50. ¿Cuáles son sus causas?

Se debe, principalmente, a problemas emocionales. Las causas físicas que pudieran influir son las infecciones genitales recurrentes y el adelgazamiento de la pared vaginal en la menopausia.

51. ¿Qué es el vaginismo?

Este ocurre cuando hay una contracción involuntaria de los músculos perivaginales (los dos tercios inferiores de la vagina) lo que se impide la penetración. El grado de angustia y ansiedad que producen estos síntomas genera un círculo vicioso por el cual la mujer se acerca a la sexualidad con un grado de tensión que refuerza el síntoma.

52. ¿Qué es la disfunción por falla orgásmica?

Se trata de la dificultad o la deficiencia para lograr un orgasmo. El bloqueo se presenta cuando la mujer no llega por culpa de distracciones o ansiedad. Esto no quiere decir que no tenga lubricación y no esté disfrutando del sexo, sino que simplemente no aparece ese clímax que culminaría en el acto sexual.

¿Cuándo hay que consultar al sexólogo?

- Una mujer debe hacer la consulta cuando advierte que no tiene deseo sexual y cuando al pensar en tener relaciones siente rechazo, malestar o aburrimiento.
- Si una vez comenzada la relación tiene sensaciones de asco, pensamientos negativos o distractivos.
- No siente excitación o, si la presenta, no puede llegar al orgasmo.
- Siente dolor en el momento de la penetración, lo que complica o impide la misma.
- Produce una contracción muscular en la vagina que impide la entrada, no solo del pene sino del dedo, la lengua o cualquier otro elemento.
- La escena sexual se convierte en algo intolerable para ella al punto de provocar aversión (fobia sexual).

DISFUNCIONES SEXUALES:

¿Cómo es el tratamiento sexológico?

El tratamiento sexológico trabaja con el paciente de manera integral. Por un lado, actúa enfocando el síntoma desde el concepto de "hábito" o conducta disfuncional. En esta área se trabaja con técnicas y tareas para que el paciente realice en su vida cotidiana para ir desensibilizando el síntoma.

Al mismo tiempo se trabaja en liberar el motivo que subyace a la disfunción. Esto significa eliminar tabúes, mejorar la comunicación de la pareja, informar sobre sexualidad, romper mitos y creencias.

Si el trastorno o disfunción sexual es puramente sexual el tratamiento es muy breve, entre 3 y 6 consultas. Si existe, además, una problemática emocional en la pareja, como consecuencia o como causa de la disfunción, entonces el tratamiento puede durar un poco más, dependiendo del grado de compromiso de los miembros de la pareja respecto de las indicaciones y tareas para el hogar. Pero siempre se trata de un tratamiento psico-sexológico dinámico, que maneja diferentes técnicas y que es agradable de realizar.

ANORGASMIA

53. ¿Qué hacer si nunca se tuvo un orgasmo?

Lo más importante en estos casos es evitar la ansiedad. Si una mujer no está satisfecha con su actividad sexual, puede consultar al especialista y hacer un diagnóstico para ver si se trata de anorgasmia primaria e instaurar una terapéutica.

En muchos casos la mujer no ha aprendido a tener un orgasmo, o no tiene buena estimulación u otras causas. Es importante también evaluar el rol de la pareja, las presiones que pueda sentir, etc. Hay situaciones en las que la mujer no "quieren darle el orgasmo" a la pareja por "castigo", por ejemplo, porque él le fue infiel, porque la trataba mal, porque era casado, etc. Todo esto también puede incidir y generar un cuadro de anorgasmia.

54. ¿Por qué hay mujeres que cuando están por llegar al orgasmo no pueden alcanzarlo?

Las causas pueden ser muchas: a veces la pareja puede ejercer un estímulo no adecuado en ese momento; puede haber ansiedad o dolor, la mujer está muy pendiente de llegar al orgasmo o está pensando en otra cosa, o con miedo. En otras situaciones el problema es que el hombre está demasiado pendiente, no solo por una cuestión de ser compañero sino por sentirse él bien, porque la hizo llegar al orgasmo. Esto puede generar ansiedad en la mujer y dificultar el orgasmo.

55. ¿Cuantos más orgasmos tiene una pareja, mejor es su relación?

No. La eficiencia en una relación se mide en la satisfacción de ambos y no en el número de orgasmos obtenidos.

56. ¿Por qué una mujer puede empezar a tener problemas para llegar al orgasmo, sin haber tenido nunca antes dificultades para alcanzarlo?

Puede ocurrir por causas psicosociales (cambio de trabajo, de pareja, fallecimiento de un ser querido, estrés, exceso de trabajo, preocupaciones, problemas de sueño, depresión, etc.). De todos modos, si esto genera angustia sería importante consultar. Podría haber causas vasculares asociadas.

57. ¿Cuáles son las principales causas de la anorgasmia femenina?

La anorgasmia se ve reflejada en la ausencia de excitación o deseo y en las dificultades para sentir un orgasmo.

La anorgasmia en la mujer puede deberse a factores psicológicos, por inadecuada estimulación, por desconocimiento de la anatomía de los genitales, por medicamentos, por dolor durante la actividad sexual, o por problemas de pareja.

También algunas pueden estar temerosas de "dejarse llevar" en el curso del acto sexual. Las razones pueden ser sentimientos de culpabilidad tras una experiencia placentera o miedo de ser dependientes del compañero.

58. ¿La educación de niños también puede causarla?

Sí, a veces puede influir la educación sexual que se le dio a la mujer o varón, o ciertos recuerdos de la infancia con respecto al placer que fueron bloqueados y hasta una primera experiencia sexual dolorosa o poco satisfactoria. Algunos padres, cuando ven a sus niños "tocándose" por temor lo reprimen y de esa manera marcan la acción como algo "malo". Esta puede ser una causa de anorgasmia en el futuro. También, un abuso o incesto son causas de anorgasmia.

59. ¿Algunos medicamentos o sustancias también pueden afectar el orgasmo?

Sí, por ejemplo, los antidepresivos, las bebidas alcohólicas, la fluoxetina, paroxetina y sertraline, etc.

60. ¿Cuál es la diferencia entre anorgasmia y frigidez?

Son términos que se usan como sinónimos, pero en realidad se trata de dos trastornos sexuales de distinta índole.

- **En la anorgasmia** la mujer es capaz de sentir excitación ante el estímulo erótico, pero no logra llegar al orgasmo.

- **En la frigidez** falta deseo sexual, la mujer no tiene ganas de tener relaciones sexuales, más allá de contar con todo tipo de estímulo sexual.

61. ¿Existen distintos niveles de anorgasmia?

Sí, existen cuatro niveles y estas son sus características:

1. **Primaria**: es la anorgasmia de quien nunca ha llegado al orgasmo, ni siquiera a través de la masturbación.

2. **Secundaria:** es el caso de la mujer que ha tenido orgasmo, pero que repentinamente deja de tenerlo.

3. **Relativa**: en este caso se llega al orgasmo solo de una determinada manera, por ejemplo, en una posición sexual en especial.

4. **Fortuita**: se refiere a la mujer que tiene orgasmos, pero sin continuidad, y casualmente o de forma poco frecuente.

62. ¿Qué acciones pueden ayudar a superar la anorgasmia?

La buena comunicación con la pareja y conversar sobre el problema es imprescindible para mejorar la respuesta sexual. También es importante conocerse a sí misma, explorando las distintas zonas del cuerpo y saber qué da satisfacción. Otro factor importante es practicar alguna actividad física, ya que ésta aumenta el deseo y mejora la imagen corporal.

Por último, intentar llegar al orgasmo, sobre todo en el período de ovulación, ya que a mitad del ciclo, la testosterona aumenta y desata el impulso sexual.

63. ¿Cómo es el tratamiento de la anorgasmia?

Si una mujer tiene problemas con su orgasmo, debe consultar al especialista en sexología.

En general, en pocas consultas puede solucionar el problema, ya que en la mayoría de los casos se debe, simplemente, a la falta de experiencia de la mujer y al poco conocimiento de su respuesta orgásmica.

El especialista suele enseñar una serie de ejercicios básicos, que ayudan a estimular las zonas genitales femeninas.

Los tratamientos sexológicos apuntan precisamente a corregir las variables que afectan la respuesta sexual normal. Por eso son tratamientos que abarcan los aspectos médicos, psicológicos y relacionales de la persona.

EL PUNTO G Y OTRAS ZONAS ERÓGENAS

64. ¿Qué es el punto G?

El punto de Gräfenberg (punto G) fue descubierto por el médico alemán Ernest Gräfenberg en 1950. Se trata de una zona sensible que se percibe a través de la pared de la vagina más próxima al pubis, a medio camino entre el hueso púbico y el cuello del útero. Presenta una mayor sensibilidad erógena y este médico lo relacionaba con la eyaculación femenina. Al excitarse, algunas mujeres, en el momento del orgasmo expulsarían líquido. Aunque es una alternativa más para gozar del encuentro sexual solo el 54% de las mujeres lo disfruta dado que no es el centro principal de placer erótico femenino.

Para encontrarlo deberá recostarse sobre la cama con algunas almohadas bajo los glúteos de manera tal que la entrada de la vagina quede elevada. Luego, su compañero deberá lubricar sus dedos y buscar en la vagina una zona más rugosa ubicada en la cara anterior de la vagina (está adelante, a las "menos diez del reloj"). Una vez que la encuentre, deberá tocarlo de forma suave, moviendo el dedo de derecha a izquierda y hacia atrás o en círculos, o sea, pasar por el punto G sin apretar ni presionar en él directamente.

65. ¿Qué es el punto A?

Este punto fue descubierto por un médico malayo, el sexólogo Chua Chee Ann. También se lo denomina AFE (Anterior Fornix Erogenous). Se encuentra a la misma altura que el punto G, a unos 2 o 3 centímetros hacia el interior, pero en la pared de la vagina posterior, la más cercana al coxis.

Las posturas que favorecen su estimulación son: la mujer boca abajo y el varón detrás, o la mujer en posición de "cuatro patas".

66. ¿Qué es el punto U?

Este punto se descubrió recientemente. Se ubica en la uretra (entre el clítoris y el comienzo de la vagina). Aunque parece más accesible que los otros puntos, necesita ser complementado con la estimulación del clítoris, los puntos G y A además de la penetración. Para encontrarlo necesita de una firme presión y lo ideal es cuando la mujer está encima del hombre y ella se inclina hacia delante. Otra forma de estimularlo es cuando el hombre frota su pelvis contra el área clitorídea de la mujer.

67. ¿Qué es el punto K?

Este punto fue descubierto en el año 1998 por la sexóloga americana Bárbara Keesling. Se ubica en la zona final de la vagina casi llegando al cuello del útero.

Su estimulación puede producir orgasmos muy intensos. Una forma de hacerlo es mediante la ejercitación del músculo pubococcígeo que permite darle tonicidad a la zona. Estos músculos se pueden tonificar mediante los ejercicios Kegel. (Ver recuadro en página 23).

68. ¿Son indispensables estos puntos para disfrutar en pareja?

Probablemente sean un recurso más para jugar y gozar, sin embargo, advierten los especialistas, si no los encontramos, también se puede ser feliz sexualmente y disfrutar a pleno del erotismo.

El concepto de placer sexual tiene tantas variantes y la sexualidad misma tantos recursos que si las parejas no encuentran estos puntos, no tendrán una sexualidad menos placentera que otras.

LA EYACULACIÓN FEMENINA

69. La eyaculación, ¿es exclusiva de los varones?

No. Algunas mujeres sienten, al tener un orgasmo, que se produce una mayor humedad genital que les llega a inundar la vagina. No es ni el flujo natural de la vagina ni la lubricación propia de la excitación sexual.

Se trata de la expulsión de líquido a través de la uretra o de la vagina (tema aún en discusión) en pleno orgasmo.

70. ¿Es eyaculación o incontinencia?

Algunos investigadores han afirmado que esa "eyaculación" sería en realidad orina producida por incontinencia urinaria.

Sin embargo, los estudios realizados han diferenciado la incontinencia urinaria de la estudiada eyaculación femenina, observando que también varía la dirección en la que se emite el líquido eyaculado por la mujer.

En general, los urólogos, los ginecólogos, y muchos sexólogos tienden a catalogarla de "incontinencia urinaria".

Sin embargo, en los años ochenta, Beverly Whipple, enfermera sexóloga, el Dr. John Perry médico, psicólogo y sexólogo y la psicóloga Alice Landas iniciaron el estudio del fluido emitido por las mujeres. Varios trabajos comprobaron las observaciones que se habían obtenido.

71. ¿Por qué algunas mujeres perciben la eyaculación y otras no?

Que no sientan ni vean ningún tipo de eyección de líquido durante el orgasmo se puede deber a que el producto de la "próstata femenina" (formada por las glándulas uretrales, las parauretrales y los conductos de Skene) sea muy escaso o porque se dirige retrógradamente hacia la vejiga, de la misma forma que sucede en la eyaculación retrógrada de algunos hombres. Otros estudios afirman que la razón por la que algunas mujeres ven esta eyección y otras no, es debido a que las aperturas de la glándula de Skene varían en tamaño de una mujer a otra. Y si ellas causan la eyaculación femenina, se podría explicar la ausencia visible de este fenómeno en varias mujeres.

72. ¿Cuándo se produce?

La eyaculación femenina pareciera ser estimulada en el famoso punto G (de Gräfenberg) en el interior de la vagina. También la estimulación del clítoris es esencial para lograr la eyaculación femenina. Si no es bien estimulado, la mujer no se excita lo necesario para que sus glándulas parauretrales se llenen de fluido. Asimismo, es menos probable que ella alcance el orgasmo, limitando las contracciones rítmicas de los músculos pélvicos que expelen la eyaculación.

73. ¿Cómo está compuesta?

La eyaculación femenina, al no tener una función reproducti-va, no contiene espermatozoides, como en el caso de los hom-bres. Las investigaciones han demostrado que este líquido tiene una composición diferente a la orina (aunque puede estar pre-sente en bajas cantidades), reuniendo glucosa, fosfatasa ácido prostático y antígeno prostático específico, además de urea y creatina.

74. ¿Todas las mujeres pueden eyacular con la estimulación del punto G?

Sí, friccionando un dedo sobre la pared superior anterior vagi-nal. Esta maniobra parece ser más eficaz para producir el orgas-mo y la eyaculación que la penetración peneana.

ANTICONCEPCIÓN

75. ¿Cuáles son los principales métodos anticonceptivos?

Los métodos anticonceptivos se utilizan para prevenir el embarazo. Existen distintos métodos anticonceptivos efectivos y el más conveniente dependerá de la persona y del tipo de relación que se esté llevando adelante. Se recomienda consultar al especialista en ginecología para determinar el método más adecuado.

76. ¿Cómo se clasifican?

Estos se clasifican en:

- **Temporales**: estos métodos son reversibles, es decir, que si no se continúa con la utilización del método, la mujer puede quedar embarazada.

- **Definitivos**: estos son irreversibles, una vez realizado el método la pareja no podrá concebir un hijo. Son quirúrgicos y pueden llevarse a cabo tanto en el hombre (vasectomía) como en la mujer ("ligadura de trompas").

Esta última es una intervención quirúrgica en la que se seccionan las trompas de Falopio en su tercio medio, para evitar que el óvulo sea fecundado y llegue al útero. Esta intervención produce la esterilización definitiva.

77. ¿Cuáles son los métodos anticonceptivos temporales de barrera?

Son aquellos que impiden la llegada de los espermatozoides al óvulo evitando así que haya fecundación. Los mismos son tres: el preservativo masculino, el preservativo femenino y el diafragma.

El preservativo es uno de los métodos anticonceptivos más usados en el mundo. Colocándolo sobre el pene erecto antes del acto sexual, impide que el semen entre en la vagina. Además, ofrece protección contra enfermedades de transmisión sexual. Es un método anticonceptivo eficaz siempre y cuando sea utilizado de manera regular y adecuada. El promedio de embarazos por cada cien parejas es de entre cinco y veinte.

El preservativo femenino es una funda de poliuretano lubricado, más amplia que el condón, que se coloca la mujer dentro de la vagina. Consta de dos anillos que lo mantienen desplegado: uno en el fondo de la vagina, en contacto con el cuello uterino, y el otro por fuera, sobre los labios de la vulva. Se coloca antes de la penetración y se retira cuando termina el coito. Ayuda a prevenir el sida y enfermedades de transmisión sexual.

El diafragma es un aro de metal recubierto por una membrana de látex en forma de cúpula que se introduce en la vagina antes de la relación sexual. Impide que los espermatozoides penetren el útero y las trompas. La efectividad de este método anticonceptivo, si se aplica correctamente, es del 94 por ciento. Se coloca antes de tener la relación sexual y hay que esperar seis horas para retirarlo. Si se quiere volver a tener relaciones, es preciso volver a poner crema o gel espermicida.

78. ¿Cuáles son los métodos hormonales?

Los métodos anticonceptivos hormonales son los más usados en el mundo y poseen las tasas más altas de eficacia. Su principal efecto es la inhibición de la ovulación, mediante el bloqueo de los estímulos que recibe el ovario de la hipófisis para producir óvulos. Su desventaja es que no protege contra las enfermedades de transmisión sexual, por lo que se recomienda complementar su uso con preservativo. Existe una gran variedad de métodos hormonales con distintas composiciones, dosis y formas de administración. Los más difundidos son las pastillas anticonceptivas y los inyectables (se aplican una vez por mes), aunque también existen anillos vaginales, parches, etc.

79. ¿Cómo actúan las píldoras anticonceptivas?

Son compuestos químicos que actúan sobre el sistema hormonal. Su acción es impedir la ovulación, sin la cual no puede haber embarazo. Poseen un 99 por ciento de efectividad si se toma todos los días. En caso de olvido, esta cifra se reduce considerablemente.

Se toman diariamente durante 21 o 28 días, según la marca, concentración y presentación. Siempre debe comenzarse el primer día de la menstruación y deben ser recetadas por el médico.

80. Y el método subdérmico, ¿qué es?

Es un implante del tamaño de un fósforo, que se coloca por debajo de la piel del brazo de la mujer. Ofrece protección contra el embarazo hasta por tres años. Tiene un 99 por ciento de seguridad. Puede ser retirado en cualquier momento.

81. ¿Y el endoceptivo?

Es una forma de anticoncepción muy efectiva que protege durante cinco años. El endoceptivo es un pequeño sistema que, colocado por el médico dentro del útero, libera una hormona llamada levonorgestrel en pequeñas cantidades. Esta sustancia produce una serie de cambios en el moco cervical y en el endometrio que inhibe la movilidad de los espermatozoides impidiendo que asciendan por el útero hacia el óvulo. Otros de sus efectos son la reducción de la duración e intensidad del sangrado y el dolor menstrual. Una vez retirado por el médico, la fertilidad se recupera rápidamente. No protege del sida ni de las enfermedades de transmisión sexual.

82. ¿Qué es la píldora del día después?

Es un método anticonceptivo de emergencia. Se toma en caso de relación sexual sin protección o forzada. Inhibe la ovulación y fecundación mediante la ingesta de una sola píldora o dos separadas por 12 horas, dentro de los tres días siguientes a la relación. Si se ingiere dentro de las 24 horas, su eficacia llega al 95% mientras que si se toma dentro de las 48 a 72 horas su efecto positivo baja al 85%. No debe considerarse un anticonceptivo normal.

83. ¿Es la mujer quien debe decidir sobre la anticoncepción?

En una pareja la anticoncepción, el embarazo y la paternidad son hechos que conciernen a ambos integrantes en su conjunto, independientemente de que el varón y la mujer se involucren desde lo físico y lo psicológico de manera diferente.

84. ¿Es cierto que hay días seguros para que una mujer no quede embarazada?

No existen días seguros en los que la concepción no sea posible. Hay mayores probabilidades en los días previos y posteriores a la ovulación que teóricamente se produce el día 14 contando a partir del primer día de la menstruación. De esta manera, el período comprendido entre los días 7 y 21 del ciclo reproductor de la mujer son los más "críticos".

85. ¿Cuidarse así es por medio del método del ritmo o método de Ogino Knaus?

Sí, pero hay que tener en cuenta que la mujer no es un "robot" y que existen muchos factores, tales como enfermedades, medicaciones, estrés, que pueden alterar los tiempos biológicos de modo tal que la ovulación puede producirse en momentos no predecibles. Por otro lado hay que tener presente que los espermatozoides viven hasta ocho días dentro del cuerpo de la mujer, lo cual, por supuesto, tiene una relación directa con las posibilidades de embarazo.

86. ¿Es verdad que la mujer no puede quedar embarazada en su primera relación sexual?

No es cierto. Si la mujer es fértil puede quedar embarazada en cualquier relación sexual. No es un factor que incida que la mujer haya tenido o no relaciones sexuales previamente.

87. ¿No es posible embarazarse si no se ha llegado al orgasmo?

No es verdad, su ausencia de ninguna manera implica la imposibilidad de embarazo. Si así fuera seríamos muchos menos habitantes en este mundo ya que en otros tiempos nuestras abuelas y bisabuelas no eran tan orgásmicas como las mujeres en la actualidad.

88. ¿Es cierto que el embarazo puede producirse aunque el varón no eyacule adentro de la vagina?

Existen algunos casos en los que en juegos sexuales el hombre eyacula en el exterior de la vagina y parte del líquido ingresa a ella produciéndose la fecundación.

Otra forma es el embarazo por la práctica del "coitus interruptus", método que consiste en eyacular fuera de la vagina luego de un coito sin protección. Un mal cálculo o fluidos preeyaculatorios que contienen espermatozoides son los causantes del embarazo sin penetración.

89. ¿Las píldoras anticonceptivas hacen engordar?

No. Los anticonceptivos en baja dosis de hormonas (30 mcg o menos) como las que se comercializan en la actualidad no inciden en el peso corporal.

90. ¿Producen efectos secundarios?

Pueden producir náuseas, aumento de sensibilidad en las mamas, sangrado intermenstrual o ausencia de menstruación. Estos efectos tienden a desaparecer en 2 o 3 meses por lo cual no son motivo de suspensión. De todas formas, ante cualquier duda, lo mejor será consultar al médico.

91.¿Causan la aparición de acné?

No. Las píldoras anticonceptivas no producen aumento de vello ni acné o "granitos".

92. ¿Se pueden tener problemas para quedar embarazada al dejar de tomar los anticonceptivos?

No. Cuando se suspende la toma rápidamente se recupera la fertilidad y la mujer vuelve a estar en condiciones de quedar embarazada.

93. ¿Se pueden tomar anticonceptivos si se está amamantando?

Cuando está dando de amamantar al bebé la mujer puede quedar embarazada, por lo tanto, en estos casos se prescriben anticonceptivos que no contienen estrógeno ya que esta hormona suprime la lactancia. Se utilizan los que contienen solamente un progestágeno (minipíldora). Su eficacia es similar a las demás píldoras anticonceptivas, no afecta la lactancia ni daña al bebé.

94. ¿Se pueden tratar las irregularidades del ciclo tomando anticonceptivos?

Sí. Las píldoras anticonceptivas pueden regularizar períodos irregulares (cortos o largos). También contribuyen a reducir la cantidad y el tiempo de sangrado menstrual.

95. ¿Hay que hacer descansos en la toma de píldoras anticonceptivas?

No, no es necesario hacer descansos en el tratamiento con anticonceptivos.

96. ¿El alcohol puede influir en el efecto anticonceptivo?

El alcohol en sí mismo no afectaría el mecanismo de acción del anticonceptivo; sin embargo, si existen vómitos o diarrea, la eficacia del método anticonceptivo sí puede verse afectada. En tal caso se recomienda complementar la protección con métodos de barrera (preservativo o diafragma).

97. ¿Existen anticonceptivos que no se toman todos los días como las pastillas?

Sí. Los anticonceptivos hormonales inyectables que se aplican mediante una inyección intramuscular una vez por mes, o cada tres meses. También existen parches con hormonas. Se coloca un parche por semana durante 3 semanas y se descansa una.

98. ¿El coito interrumpido es un método anticonceptivo seguro?

No, como se dijo anteriormente tiene un riesgo muy alto porque hay una primera parte de la eyaculación que los varones no perciben. Además, si la eyaculación se realiza en la entrada de la vagina, parte del semen puede introducirse en ella y lograr la fecundación.

99. ¿Cuáles son los métodos anticonceptivos químicos?

Son sustancias espermicidas, esto significa que destruyen el espermatozoide en la vagina para que no pueda llegar al óvulo. Pueden presentarse en forma de crema, esponjas, óvulos o jaleas. No hay que usarlos solos sino con un método de barrera (por ejemplo, colocando la crema en el diafragma). No protegen del sida ni de las enfermedades de transmisión sexual.

100. ¿Cuál es el método anticonceptivo más recomendable para un primer encuentro sexual?

Es el preservativo, ya que cuenta con dos importantes ventajas: es un efectivo método anticonceptivo y previene las enfermedades de transmisión sexual.

APÉNDICE

DUDAS ÍNTIMAS SOBRE LA SEXUALIDAD

• ¿Las mujeres son más celosas que los hombres en lo sexual?

No es cierto. Los varones son sumamente celosos. Las mujeres tal vez podrían perdonar una infidelidad, el varón generalmente, no. Mujeres y varones son igual de celosos, pero difieren en la motivación. Los celos masculinos son producidos generalmente por la sospecha de una infidelidad sexual, mientras que los femeninos son causados por la sospecha de que su hombre está involucrado emocionalmente con otra mujer.

• ¿A qué se debería esta diferencia?

A que el varón nunca está seguro por completo de ser el padre del hijo de su pareja, por lo tanto está siempre en guardia. En cambio, a la mujer le preocupa más retener la inversión que el hombre hace en ella y sus hijos, por lo tanto se conmociona mucho si él destina tiempo y atención a otra persona que no sea ella y sus hijos.

- **¿Las mujeres son monógamas por naturaleza, en cambio, los varones, no?**

Esto depende de la cultura. Han existido pueblos donde había poligamia femenina. Estas ideas probablemente las inventaron los varones para dejar sentado que una sola mujer no les alcanza: no tienen fundamentación científica.

- **¿El tamaño del pene cuenta o no para el placer femenino?**

Los terapeutas sexuales y la mayoría de las mujeres concuerdan en que el tamaño no es la manera de apreciar a un buen amante. De hecho, hay gran variedad en largos y circunferencias y una amplia gama de preferencias individuales entre las mujeres. Una mujer puede sentirse atraída hacia un hombre bien dotado mientras que otra se sentiría intimidada. La vagina es un órgano muscular que se adapta al pene. El placer en la sexualidad está más allá de la relación coital. La excitación, las fantasías, una buena estimulación por parte del compañero son más importantes que el tamaño del pene.

- **¿Las relaciones sexuales frecuentes incrementan la fertilidad femenina pero disminuyen las probabilidades del hombre de embarazar a la mujer?**

No a ambas preguntas. No aumenta la fertilidad sino que incrementan las probabilidades de que los espermatozoides encuentren al óvulo y lo fecunden. Además, algunas investigaciones indican que las relaciones sexuales frecuentes podrían favorecer la implantación del huevo.

Por otro lado, no existe ningún agotamiento en el varón: los testículos son como fábricas que están produciendo espermatozoides continuamente.

• Sentir dolor durante la relación sexual, ¿siempre es por falta de lubricación?

Una de las causas más frecuentes es la falta de excitación femenina cuando la pareja no da tiempo a que la mujer se lubrique y en cuanto intenta la penetración, duele. También puede suceder con alguna pareja y no con otra o en algunas situaciones y no en otras. Otras causas pueden ser: infecciones, falta de relajación de los músculos vaginales y del piso pelviano, causas inmunitarias, neurológicas, vasculares, adherencias luego de una cirugía pelviana, endometriosis, vestibulitis vulvar, etc. Es frecuente también la asociación con síntomas urinarios (incontinencia, urgencia miccional, etc.) y candidiasis recurrentes (hongos). Ante el dolor coital y/o genital se debe consultar al especialista.

• ¿Los preservativos pueden producir alergia?

No es común, pero el uso de ciertos preservativos o espermicidas puede generar alguna alergia. Otras veces, la falta de lubricación, la candidiasis, etc. y la penetración vaginal pueden irritar el área vulvovaginal, produciendo picazón, molestias o incluso dolor.

Ante cualquier molestia relacionada con la relación sexual es conveniente consultar al médico.

- **Si hace mucho tiempo que no se está con un hombre, ¿se puede afectar la sexualidad de la mujer?**

No, la abstinencia no trae consecuencias físicas. Sin embargo, cuanta más actividad sexual se tenga, más se va a conocer el propio cuerpo y más preparada estará la mujer para el encuentro sexual.

- **¿Existen alimentos con propiedades afrodisíacas?**

No está comprobado científicamente. Hay algunas teorías que dicen que alimentos con vitamina E o ciertos vasodilatadores favorecen la actividad sexual. Sin embargo, a veces el efecto placebo, las formas y presentación de los platos y la fantasía que rodea a todo esto ayudan en algunos casos a generar efectos "afrodisíacos".

- **¿Por qué hay mujeres a las que no les gusta que las toquen, a pesar de que lo desean?**

Puede ocurrir en este caso que exista algún conflicto no resuelto –consciente o inconsciente– que esté generando esta situación. Todo puede solucionarse mediante el diálogo con la pareja; sin embargo, si esto no ocurre, puede pasar que la mujer sufra una fobia que deberá tratar con el especialista en sexología.

- **¿Qué hacer si se debe acudir a una terapia sexual y la pareja no quiere acompañar?**

En tal caso la mujer puede comenzar la terapia sola y luego, al ir cambiando cosas de su propia sexualidad seguramente le va a ser más fácil hablarle a él para traerlo a la consulta. La terapia enriquece siempre a la pareja.

- **Si un matrimonio no consumado quiere tener un hijo, ¿qué debe hacer?**

Las causas de este problema pueden ser muchas, pero el tratamiento es corto, en realidad se resuelve a los seis meses promedio; aunque hay que seguir trabajando los determinantes que llevaron a esta situación. En algunos casos de matrimonios sin consumar, la causa es que la mujer tiene vaginismo: una contracción involuntaria de los músculos de la vagina que no permiten la penetración. En algunos otros casos, el hombre tiene alguna alteración en la erección o en la eyaculación. Lo ideal y si está dentro de las posibilidades es la concepción natural. Si hay otros causales de infertilidad deben estudiarse y tratar a la pareja según corresponda en esos casos.

- **¿Qué hacer, si luego de muchos años de pareja, se pierde la libido?**

A medida que la relación de pareja avanza, determinantes hormonales, biológicos y psicosociales (rutina, estrés, cansancio, falta de creatividad) hacen que la pasión de los primeros tiempos, disminuya. Eso puede pasar, pero no tiene por qué pasar. Existen motivaciones para involucrarse en una actividad sexual sin que necesariamente sea deseo sexual el motor primario. La seducción se construye. Hay que recordar que dada nuestra condición animal y humana, el cuerpo necesita un tiempo para las respuestas, para las adaptaciones y la respuesta sexual no escapa a esto. El deseo también puede estar inhibido, por diversas situaciones. Si la falta de deseo o motivaciones son frecuentes o recurrentes, se debe consultar al sexólogo porque se puede estar ante una disfunción del deseo.

• Ante una situación de abuso sexual, ¿cómo actuar?

Una situación de abuso es muy clara; y se contrapone a la situación de no abuso en el cual las dos personas coinciden en el deseo de un encuentro sexual y consienten en que lo van a tener. Además cuando se habla de abuso también pueden ser caricias, no tiene por qué haber una penetración.

Cualquier tipo de abuso debe ser denunciado por la persona que lo sufrió.

• ¿Cuál es la frecuencia ideal para mantener relaciones sexuales?

La importancia está en la calidad y no en la cantidad de veces que la pareja tiene un encuentro sexual. Lo ideal es ajustar los tiempos de ambos para que no se produzca una "asincronía" sexual y esto les cause angustia o malestar. Tampoco hay que dejarse llevar por las supuestas frecuencias sexuales de los demás. El diálogo con la pareja otra vez es primordial para prever las actitudes del otro respecto de lo que desea, cuánto y cuándo lo desea.

La frecuencia ideal es la que se ajuste a la satisfacción de la pareja, aquella con la cual se sientan cómodos y felices.

• ¿Cuanto más sexo se tiene, más aumenta el deseo?

Depende de la pareja. Muchos para tener deseo necesitan un período de abstinencia. Otras personas necesitan cierta frecuencia, ya que eso les mantiene la fantasía. En general se requiere de un cierto espacio para volver a tener ganas.

Aquellas personas que consideran su sexualidad algo importante, relevante, divertida y prioritaria en sus vidas, van a necesitarla como al alimento e incluso frente a alguna crisis, enfermedad o problema, van a consultar al especialista para poder recuperarla y vivirla satisfactoriamente.

• ¿Qué es el autoerotismo?

El autoerotismo es la práctica de auto-estimularse sexualmente. La práctica autoerótica más común es la masturbación, y los dos términos son muchas veces usados como sinónimos.

• ¿Cuál es la diferencia entre autoerotismo y masturbación?

La masturbación es una acción física, mecánica, por la cual la persona logra placer sexual sobre su propio cuerpo, existiendo una gran variedad de prácticas usadas para lograrlo. En cambio, el autoerotismo contiene a la masturbación pero es un concepto más amplio. Consiste en un conjunto de posibilidades por las cuales la persona se transforma en objeto de deseo y placer para sí misma, y como esencial preparación para la seducción y el encuentro sexual con una pareja.

• ¿Existen diferencias en este tema entre las mujeres y los hombres?

Sí, la masturbación tiene un desarrollo distinto en ambos sexos debido principalmente a que en el varón el pene es un órgano que por su tamaño y posición se destaca visualmente, siendo muy probable que casualmente se tome contacto con él; mientras que el clítoris (órgano femenino "similar" al pene) se encuentra oculto y solo es descubierto si hay un intento voluntario de localizarlo. Teniendo en cuenta esto, la mayoría de los hombres comienzan a masturbarse desde más temprano y lo hacen más frecuentemente que las mujeres.

• ¿Esto cómo afecta a ambos?

El hecho de no tener una práctica de autoerotismo puede afectar negativamente el desarrollo de la sensibilidad genital femenina y el conocimiento de su respuesta sexual. En el caso de los varones la práctica regular de la masturbación puede focalizar excesivamente la excitabilidad del hombre en el pene impidiéndole experimentar sensaciones de placer en otras regiones del cuerpo, de lo cual deriva una genitalización inconveniente.

Tanto esta genitalización excesiva del varón como la falta de desarrollo sensorial genital en la mujer pueden ser origen de problemas sexuales en la relación de pareja.

Si bien la completud sexual se da en el encuentro libre entre dos personas, el autoerotismo constituye una parte importante de la sexualidad humana.

- **¿Se utiliza el autoerotismo para resolver disfunciones sexuales?**

Muchos de los problemas sexuales de las parejas se producen justamente debido a un escaso conocimiento del propio cuerpo e insuficiente exploración de las propias posibilidades de erotización. Por lo tanto, el autoerotismo se puede constituir en una posible vía de solución de problemas como la anorgasmia en la mujer, o la impotencia y la eyaculación precoz en el hombre. Sin la presión de la presencia del otro, la persona con estos problemas puede muchas veces experimentar su sexualidad paso a paso, y prepararse para futuros encuentros. La terapia sexual le enseña a la gente a conocer a su propio cuerpo y superar así las dificultades en la sexualidad.

- **¿Cuáles son los mitos más comunes sobre la masturbación?**

Existe un amplio imaginario popular acerca de la masturbación. Estas son las falsas creencias más comunes:

- Los hombres se masturban, pero las mujeres no, porque no sienten deseos y además no necesitan hacerlo.

- Cuando uno se acostumbra a los orgasmos producidos por la masturbación, luego no puede alcanzar el clímax estando en pareja.

- Masturbarse es una forma infantil de sexualidad que debe dejarse de lado en la adultez.

- El deseo de masturbarse desaparece cuando uno forma pareja.

- Es un pobre reemplazo del coito.

- Solo se masturba la gente sola, aislada o inadecuada.

- Masturbarse es algo compulsivo. Una vez que uno empieza ya no puede detenerse, por lo cual, es mejor evitarlo.

- Es dañino para la salud física y mental.

- Los orgasmos que uno logra al masturbarse son inferiores a los del acto sexual.

- La masturbación es algo privado, para hacer en soledad, para no compartir con la pareja.

- El sexo es algo para dar a los demás; por lo tanto, la masturbación es egoísta y autoindulgente. No es bueno para la pareja.

• ¿Cuál es la importancia del autoerotismo en la vida sexual?

Su valor reside en que cuanto más conectados estemos con nuestro propio deseo y cuanto mayor sea el conocimiento de nuestros cuerpos, más libres seremos a la hora de compartir con una pareja, dado que conoceremos nuestros gustos y deseos y podremos compartirlos sin inhibiciones adquiriendo, de ese modo, mayor seguridad en el intercambio sexual.

LA SEXUALIDAD POSPARTO

• ¿Cuándo reanudar las relaciones sexuales después del parto?

Primero corresponde eliminar el mito de la "cuarentena", ya que no tiene sustento científico. Es la pareja la que debe resolver cuál es el momento justo para reanudar las relaciones.

Es probable que, al principio, la mujer sienta alguna molestia o dolor en la zona vaginal, en el momento de la penetración. Inclusive es frecuente que este dolor se atribuya a la episiotomía, sin embargo lo que resulta sorprendente es que este "vaginismo" lo sienten también las mujeres que han tenido a su hijo mediante una operación cesárea. Por ello el vaginismo encuentra su explicación en causas tanto anatómicas como psicológicas o emocionales.

• ¿Cuáles son las principales molestias?

El coito y la lactancia producen respuestas fisiológicas, tales como erección de los pezones, dilatación del trayecto venoso mamario, aumento de la temperatura de las mamas y contracciones uterinas. También se han descripto sensaciones clitorídeas así como aumento de la lubricación vaginal. La excitación sexual puede producir el derrame de leche por el pezón en iguales cantidades a las que logra la succión del bebé. El estímulo sexual es tan intenso, que algunos estudios de fisiología han demostrado que la liberación de la hormona oxitocina por la hipófisis es similar a la de la respuesta al coito, la lactancia o el parto.

Todos estos aspectos, que pueden parecer positivos hacia el estímulo de la respuesta sexual, son vividos y sentidos por las mujeres de distinta manera. Muchas califican estas sensaciones de poco confortables, desagradables y productoras de sentimientos de culpa.

• ¿Una mujer que está dando de mamar puede quedar embarazada?

Las posibilidades de lograr un embarazo disminuyen de manera significativa debido a que la succión del bebé estimula la liberación de una hormona denominada prolactina que suele inhibir la ovulación. Si la alimentación es solo a pecho, las posibilidades disminuyen de manera notable, si en cambio las puestas al pecho se espacian o se incorporan otros alimentos o leche maternizada y la lactancia natural solo se utiliza como un complemento, las posibilidades de lograr una ovulación y un embarazo aumentan de manera por demás peligrosa.

• ¿Cuándo se debe comenzar con la anticoncepción?

Depende de las parejas y se debe consultar con el médico obstetra. Hay parejas que logran mantener relaciones sexuales en los primeros 15 días y otras que, en cambio, lo posponen por un tiempo prolongado. Estos tiempos no son biológicos sino que la mayoría de las veces obedecen a tiempos emocionales y de recuperación de los aspectos íntimos de cada una de las parejas. Un dato: la ovulación podría darse luego de los 21 días del parto.

• ¿Cuáles métodos anticonceptivos no hormonales se recomiendan en estos casos?

Los profilácticos o preservativos o condones pueden utilizarse sin inconvenientes. Dado que es muy frecuente la sequedad vaginal luego de los partos, se recomienda utilizar además alguna crema lubricante.

También se puede utilizar un diafragma pero lo ideal luego de los partos vaginales es volver a medir su tamaño, puesto que muchas veces hay que aumentar el diámetro del diafragma.

Los dispositivos intrauterinos (DIU) se pueden colocar a los 30-45 días del parto, cuando el útero ha recuperado su tamaño normal y son sumamente efectivos y cómodos.

• ¿Y entre los hormonales?

La anticoncepción hormonal es la más efectiva de todas porque impide la ovulación. En la actualidad durante la lactancia se puede utilizar una minipíldora que posee la capacidad de inhibir la ovulación con una eficacia similar a la de los anticonceptivos orales combinados (con el agregado de estrógenos). Esta anticoncepción no afecta la calidad y la cantidad de la leche materna así como no altera los parámetros de crecimiento del recién nacido. Se puede iniciar la toma de estos anticonceptivos a los 21 días del parto.

LA SEXUALIDAD EN LA MENOPAUSIA

- **¿Hasta qué edad se puede tener una vida sexual activa?**

La sexualidad es algo que acompaña al ser humano desde el nacimiento hasta la muerte. Es decir que la sexualidad no debe de ser proscripta en ninguna etapa de la vida.

La palabra clave para atravesar todas las etapas de la sexualidad es: adaptación. Y para poder adaptarse en la sexualidad con otro, las dos personas de la pareja deben conocerse y poder dialogar. La comunicación es fundamental.

- **Luego de la menopausia, ¿se modifica el deseo sexual?**

En algunas mujeres desciende; en otras, al desaparecer el miedo al embarazo, aumenta o no se modifica. Con el climaterio –todo el período anterior a la menopausia– y con la menopausia –cuando la menstruación se retira definitivamente– ocurre una cantidad de cambios hormonales y biopsicosociales. El descenso de los estrógenos puede reducir la lubricación y la relajación y entonces el dolor que puede sentirse durante la relación sexual puede causar una disminución del deseo.

Pero estas molestias pueden consultarse con el especialista en ginecología, quien dará el tratamiento a seguir.

• Tal vez después de la menopausia aparecen algunos kilos de más y el cuerpo cambia, ¿qué se puede hacer si la mujer siente vergüenza o tiene complejos ante su pareja?

Lo fundamental en esta etapa es aceptarse y aceptar que los cambios ocurren; esto no significa aceptarlo pasivamente: engordar y seguir comiendo; hay que cuidar la silueta no solo desde un punto de vista estético sino también para preservar la salud y no tener afecciones cardiovasculares, diabetes u otras enfermedades asociadas. Los cambios tienen que ir acompañados de adaptaciones; para lograrlo la mujer tiene que estar informada y consultar a un equipo médico. Lo ideal es transitar esta etapa con la consulta médica ginecológica.

• ¿El malhumor que a veces traen los cambios hormonales es inevitable?

No todas las mujeres lo padecen, pero si así fuera, puede tratarse. Hay cambios en la menopausia que pueden ser físicos, psicológicos y sociales que afectan la vida personal y, entonces, seguramente influirán en la vida interpersonal y cuanto más en la sexual. La mujer debe adaptarse y para eso debe aceptar lo que pasa, para entonces poder consultar. Hoy hay tratamientos para los sofocos, la osteoporosis, el insomnio, la irritabilidad, la depresión, etc. Solo hay que consultar con el médico especialista en ginecología.

EL SEXO ORAL

• ¿Qué es la fellatio o felación?

Es la estimulación del pene por medio de la boca de la pareja (sea mujer o varón).

• ¿Puede causar alguna enfermedad?

No es habitual que la práctica de las relaciones orales-genitales produzca problemas o infecciones de la cavidad oral. De todas maneras, a quienes esto les preocupa pueden higienizarse luego del contacto, con cualquier solución bucal antiséptica pero, en sentido estricto, aun un beso común, boca a boca, produce un masivo intercambio de gérmenes y levaduras. Aunque, si hubiera un herpes podría haber contagio; lo mismo ocurre con la sífilis (chancro oral).

• ¿Y contagio de sida?

La ingesta de semen conlleva riesgo cuando el varón que lo

emite estuviera contagiado de HIV o hepatitis. También existe riesgo, destacan algunos investigadores, si la mujer tiene restos de sangre menstrual en su vagina estando infectada.

• ¿Qué pasa si a alguno de la pareja no le gusta practicar sexo oral?

El equilibrio de una pareja implica respetar los deseos del otro, pero también sería necesario preguntarse si negarse cerradamente ante un pedido del compañero o la compañera no constituye un conflicto de la pareja.

• Cunnilingus y fellatio: ¿cuál es la diferencia?

El primero es el acto de usar la lengua y la boca para chupar y lamer la zona vaginal y el clítoris. La fellatio es succionar y lamer el pene. Estadísticas demuestran que más del 70% de las mujeres de hasta 50 años considera atractiva la idea del sexo oral.

• ¿Es realmente más fácil alcanzar el orgasmo mediante el cunnilingus?

Según estudios realizados se demostró que, en algunas mujeres, la intensidad orgásmica era mayor utilizando vibrador o estimulación oral o manual que con la penetración exclusivamente. Aún así, hay que destacar que muchas mujeres alcanzan los niveles más satisfactorios e intensos de orgasmo por la penetración.

- **¿El *Kamasutra*, texto oriental dedicado al erotismo, enseña distintos besos para practicar al varón?**

Sí, según esta obra, hay ocho ejercicios que la mujer puede practicar a un hombre para proporcionarle placer con la boca. Estos son algunos de ellos:

- Unión nominal: la mujer, sosteniendo el pene con su mano, lo oprime entre sus labios, dándole movimiento a su boca.
- El beso con mordisco: la mujer toma el pene por la base, y lo irá mordiendo suavemente con los labios y los dientes por los costados.
- El beso con pellizco: la mujer, sosteniendo el pene con su mano, irá besándolo suavemente a manera de pequeños pellizcos.
- La succión: la mujer introduce el pene en su boca apretando con sus labios y va introduciéndolo y sacándolo sucesivamente sin dejar de hacer presión con los labios.
- La succión del mango: la mujer meterá la mitad del pene en su boca y lo succionará con fuerza, como si se tratara de un jugoso mango.

- **¿Qué es lo que más les gusta a los hombres durante el sexo oral?**

A los hombres les gusta observar a la mujer mientras ella le hace sexo oral. No solo le agrada en extremo la sensación física sino que esto también estimula su ego. Los hombres se excitan al ejercer el control de la situación. Por otro lado, las mujeres disfrutan de sensaciones de poder e intimidad con su pareja, en especial la alta posibilidad de lograr una erección con solo el estímulo oral. Así que con la felattio ambas partes logran satisfacción.

• ¿Cómo hacer sexo oral?

La mejor manera de comenzar con el sexo oral es acariciar suavemente todo el pene. El secreto está en descubrir las áreas más sensibles y estimularlas de acuerdo a las preferencias de la pareja. Luego cubrir el glande con la boca y tomar el pene firmemente con la mano justo por debajo. Mover la mano y los labios al mismo tiempo. La boca debe llegar tan abajo del pene como sea posible, y al subir, la mano debe alcanzar la base del glande. Realizar estos movimientos despacio e ir aumentando de a poco el ritmo. No soplar nunca dentro en el pene, puede causar una infección. Se pueden introducir pequeños trozos de hielo en la boca, mientras se realiza el sexo oral, la sensación al mismo tiempo de frío y calor produce gran excitación.

• ¿Qué pasa si durante la fellatio se traga semen?

Si esto ocurre, no causará ningún daño y mucho menos existe el riesgo de quedar embarazada. El tragar semen nunca supone un futuro embarazo ya que el aparato digestivo y el aparato reproductivo no están conectados. Además, el fuerte ácido gástrico en nuestros estómagos destruiría a todos los espermatozoides que han sido ingeridos.

LAS FANTASÍAS SEXUALES

• ¿Qué son las fantasías sexuales?

Se trata de representaciones mentales creadas por el inconsciente del ser humano teniendo como tema principal las relaciones sexuales.

Se producen de forma voluntaria o involuntaria en nuestra mente.

• ¿Cómo alimentar las fantasías?

Según recomiendan los especialistas, todo elemento que estimule la imaginación amplía el terreno de las fantasías y el erotismo. Son importantes todas aquellas actividades que faciliten lo lúdico, lo creativo, que vayan contra la rutina de todos los días, como por ejemplo, las películas pornográficas, la literatura erótica, los juegos y los juguetes sexuales, la lencería erótica, etc.

La única condición es que ambos miembros de la pareja estén de acuerdo en su uso.

• ¿Cuáles son las fantasías más comunes entre las mujeres?

En ellas las fantasías están más relacionadas con lo romántico: el príncipe azul, el amor eterno. También las estimulan las fantasías de exhibicionismo, las situaciones homosexuales, las de sometimiento al poder, etcétera.

• ¿Y en los hombres?

En los hombres, las fantasías más habituales son el sexo compartido, el triángulo y fantasías de poder sexual.

• ¿Los hombres tienen más fantasías que las mujeres?

Esta es una creencia muy arraigada, sin embargo, no es verdad. Es una afirmación que está en la misma línea de los mitos sobre que la mujer tiene menos deseo, es más pasiva o no disfruta de los juegos sexuales como el varón. Las fantasías sexuales se relacionan más con los propios permisos, represiones o inhibiciones que con una cuestión de género.

• Si la pareja quiere hacer un trío, ¿hay que acceder a ello?

Esta es una fantasía frecuente pero plantearla en el contexto de una pareja o, aún más, dentro de una estructura familiar, no debería ser lo esperable. La pareja tendría que reevaluar qué es la sexualidad para ellos, por qué cambió el significado, si antes estaban bien de a dos. Como siempre, en estos casos, el diálogo es fundamental.

Si se accede, habría que aceptar las reglas de juego para no salir lastimado.

Hay casos de mujeres que han aceptado y luego se han arrepentido, que han terminado con su pareja, que se sintieron obligadas hasta asqueadas, sin embargo, otras mujeres sienten que han enriquecido su pareja y cambiado su sexualidad para bien.

Por lo tanto, ante este tipo de propuestas como el trío, no hay que acceder pasivamente porque la intimidad, luego de la experiencia, siempre se verá alterada. Hay que decidir activamente, a conciencia y si es posible en acuerdo con la pareja.

• ¿Cuál es la diferencia entre orgía, sexo grupal y swingers?

La orgía es aquel espacio de sexo donde vale todo, donde participan prostitutas, puede haber drogas y alcohol.

El sexo grupal, en cambio, es una actividad swinger de parejas, donde además de haber un conjunto de códigos de organización, se excluyen elementos externos como pueden ser la droga o el exceso de alcohol; no concurren prostitutas y se da entre parejas, con objetivos totalmente distintos a los de una persona que va a participar de una orgía.

El "grupal" es una de las formas de los swingers; entonces podemos decir que es una pareja intercambiándose sexualmente con otra pareja, pero se da, también, en reuniones de varias parejas.

• ¿Cómo es un grupal swinger?

Se realiza en un espacio donde hay un organizador que es quien fija las condiciones. Se arma una lista previa de las parejas que se invitan, y se toman rangos de edades y gustos. Por ejemplo, bisexuales, algunas parejas ponen límites de edad, otras no tienen problemas, etc.

La reunión comienza con un momento de sociabilización: se da lugar a la conversación, tratando de que las parejas nuevas se relajen, y pierdan el miedo de la primera vez.

Después son los más experimentados los que abren el juego, invitan a pasar a las habitaciones; algunas veces se hace algún juego de cartas, para facilitar el relax, con prendas en las que se van sacando la ropa cuando pierden. Si las parejas que están reunidas tienen experiencia, por lo general, todo se desenvuelve de manera más directa.

Cada persona sigue manteniendo su capacidad de seleccionar. El "no" en los códigos swingers es un gesto, una mirada o un movimiento. Y, a diferencia del encuentro de pareja con pareja, en el grupal swinger no se da la simetría, es decir, un hombre puede estar con la mujer de otro pero ese otro no tiene "obligación" de estar con la mujer del primero.

• ¿Sufre el varón swinger al ver a su mujer con otro?

Generalmente el varón típico se siente comparado o en inferioridad y sufre si ve a su mujer con otro, pero al varón swinger le pasa lo contrario, lo disfruta, no se siente comparado, y se siente integrado a ese juego.

• ¿El swinger es lo mismo que el amor libre?

No. El swinger crea un camino paralelo porque no comparte el amor, solo el sexo. Por eso, no es amor libre.

• ¿Cómo disfrutar del coito anal?

Las técnicas más comunes incluyen estimular el ano de la pareja durante el coito (con el dedo o un dildo o vibrador), o el método oral-genital.

• ¿Cómo evitar el dolor que puede producir?

Cuando un dedo, objeto o pene se introduce en el ano, los músculos anales se contraen, y esto produce dolor. Suele ocurrir cuando la pareja no espera que estos músculos se relajen. La zona se relaja mediante toques anales lentos y suaves y hay que esperar la disposición de la pareja para ser penetrada.

También es importante saber que la penetración anal requiere de un lubricante. Deben evitarse los aditivos químicos. Los lubricantes de base acuosa (en forma de gel) son compatibles con el látex.

Un lavado anal antes del coito ayudará a algunas personas preocupadas por la limpieza de esa zona a relajarse.

• ¿El coito anal puede transmitir alguna enfermedad?

Sí. El HIV o sida puede pasar del semen o sangre de una persona infectada al torrente sanguíneo de su pareja a través de pequeñas fisuras en el tejido rectal durante el coito.

• ¿Cómo evitar el riesgo?

El coito anal y el método oral-anal no deben practicarse de modo casual, en parejas no estables. Siempre se debe usar un preservativo. El método oral-anal siempre debe ser llevado a cabo con una barrera de látex. Por supuesto, en una relación monógama entre dos personas sanas, el riesgo de enfermedad transmitida mediante el coito anal es reducido.

LOS PROBLEMAS MASCULINOS

- **Si la pareja tiene problemas sexuales, ¿cómo lo puede plantear la mujer, sin herirlo?**

En estos casos puede consultar el hombre o también la mujer acompañar a la consulta. Es una cuestión de salud y no debe verse de otra forma. Con amor la mujer puede decirle que lo ve cansado, estresado, que podría hacerse un chequeo que incluya todas las funciones, incluso la sexual, para poder vivir a pleno. Porque la sexualidad es parte integral de la vida y de la salud de las personas.

- **Si él tiene problemas de erección, ¿cómo sugerirle la visita a un sexólogo?**

Los problemas de erección, sobre todo en la adultez, pueden estar relacionados con causas orgánicas –diabetes, hipertensión, colesterol alto, la toma de una medicación–; hay que sugerir la visita al médico para descartar la presencia de alguna causa orgánica. Además, la disfunción masculina genera disfunción femenina reactiva, es decir, la mujer puede comenzar con dificultad del deseo sexual, de la excitación, etc., a causa de la disfunción de la pareja. Así que es importante por él y por ambos que consulte.

• ¿Es verdad que los hombres con problemas de erección están en riesgo de padecer enfermedades cardiovasculares?

Sí, es verdad, porque las arterias del pene son de calibre más fino que las otras y serían predictoras de la salud vascular. Si se tapan primero y generan un problema de erección (se necesitan vasos sanos para que el pene se erecte) hay que revisar las arterias del corazón. Es un problema de salud general, por lo tanto, hay que consultar al médico.

• ¿Es verdad que con el preservativo no se puede disfrutar del sexo, como dicen algunos hombres?

No es cierto. Puede reducir un poco la sensación local, pero no disminuye el placer del acto sexual, que es algo mucho más rico, que incluye caricias, besos, expresión de sentimientos compartidos. Además, las firmas de preservativos los fabrican cada vez más finos por lo cual no hay excusas para utilizarlos, en especial en los casos de las parejas no estables, para prevención del sida y las enfermedades de transmisión sexual.

CÓMO RENOVAR EL DESEO EN LA PAREJA

• ¿De qué forma reavivar el deseo sexual?

Primero y principal, hay que hacerse un espacio para la sexualidad: no es algo espontáneo, sino que está más relacionada con una construcción. Hay que construirla en un ambiente de música, de sonidos, de caricias, contemplación mutua, para después poder intimar.

Para no caer en la rutina hay que trabajar sobre gustos, estímulos eróticos y fantasías. Hay que tratar de redescubrir la sexualidad a través de los diferentes sentidos. Nadie mejor que la propia pareja para conocer su sexualidad, porque es única y solo a ellos les pertenece.

• ¿Cómo mejorar la calidad del encuentro sexual?

Hay algunos hábitos de vida que favorecen notablemente la sexualidad. Uno de ellos, por ejemplo, es la práctica de actividad física. Esta aumenta el nivel de testosterona y, con ello, el deseo sexual y la fantasía. Al ensancharse los vasos sanguíneos pasa un mayor volumen de sangre y, por lo tanto, mejora la calidad de la excitación y la sensibilidad de los tejidos. Además, la persona al verse bien, más estilizada, se siente más segura y sensual.

- **¿Hay deportes o actividades que mejoran la sexualidad?**
  Sí, estos son algunos:

- **Gimnasia, yoga o baile**: son de gran ayuda para tonificar todos los músculos del cuerpo y, al estar en buena forma, mejora la energía sexual y las sensaciones. También nos hace sentir más atractivas.

- **Aeróbicos o spinning**: brindan resistencia física y cardiovascular. Entre los aeróbicos se encuentran: caminar, correr, nadar, andar en bicicleta, rollers, remo, trekking, algunos bailes, etc.

- **Danza del vientre**: potencia la seducción y elimina la rigidez de las caderas. Ayuda a sentirse sexy. También se dice que favorece la fertilidad cuando se está en busca de quedar embarazada.

- **Ejercicios de abdominales**: tonificarlos ayuda a tener mejor control de la pelvis y, así, aumentar el placer sexual. Practicar ejercicios para la parte superior, baja y lateral. Hacer tres series de 15 a 30 repeticiones cada una por día. En lo posible, complementar la actividad con trabajo aeróbico.

- **Pilates y yoga**: se enfocan en incrementar la flexibilidad del cuerpo, algo necesario para poder practicar las posturas sexuales. Además, pilates se centra en el llamado "núcleo de poder", que es el abdomen, de allí emana la fuerza: ideal para incrementar la energía sexual.

• ¿La respiración puede prolongar el orgasmo?

Sí, puede favorecer un orgasmo de mayor intensidad. En el momento del clímax la respiración debe ser lenta, prolongada y profunda para propiciar que las sensaciones y la energía se expandan por todo el cuerpo.

• ¿Existe alguna forma de retrasar el reflejo eyaculatorio?

Sí, presionando suavemente debajo del glande (cabeza del pene), alrededor de la base o sobre el perineo. Sirve para retrasar el reflejo eyaculatorio y prolonga el disfrute de las contracciones placenteras propias del orgasmo.

• ¿Hay ejercicios que pueden mejorar la sexualidad?

Sí, y estos ejercicios nos brindan un doble beneficio. Por un lado, mejoran nuestra propia "performance"; por el lado de la pareja, son juegos que favorecen la intimidad sensual.

Se pueden practicar solos o en pareja.

Los primeros son aquellos que ayudan a tonificar los músculos que usamos durante el acto sexual, por ejemplo, los ejercicios Kegel.

Los ejercicios que se hacen en pareja permiten acceder al sexo de una forma divertida y placentera. Aumentan la intimidad y la atracción entre ambos. Además, nos ayudan a convertirnos en mejores amantes: damos y recibimos mejor sexo.

• ¿Qué beneficios brindan?

Los ejercicios sexuales son muy efectivos para el cuerpo y para la relación de pareja. Entre sus ventajas se encuentran:

- Fortalecen músculos específicos que ayudan a tener un buen encuentro sexual.
- Permiten alcanzar más y mejores orgasmos.
- Fortalecen el vínculo de la pareja.
- Ayudan a que el cuerpo alcance la flexibilidad y resistencia necesarias para gozar más.
- Reducen el estrés.

• ¿Cuándo practicarlos?

Estos ejercicios se pueden hacer antes de la relación sexual (como parte de los "juegos previos"), durante el acto o en cualquier otro momento del día para estar listos cuando surja el encuentro sexual.

• ¿Cómo fortalecer los músculos que participan del acto sexual?

El "body language" se practica en gimnasios del mundo, como si fuera una clase de aerobics o de localizada. Su objetivo: ejercitar las partes del cuerpo que ayudan a mejorar el rendimiento sexual. Estos son algunos de los movimientos que enseñan:

Flexiones

• Acostarse boca arriba con las rodillas dobladas, los pies perpendiculares al piso y los tobillos a la altura de las caderas. Los brazos deben estar pegados al piso, al lado del cuerpo.

- Levantar las caderas y apretar los glúteos. Mantener los brazos, hombros y cabeza pegados al piso.
- Respirar tres veces con profundidad y bajar el cuerpo. Repetir tres veces.

Estas elevaciones ayudan a fortalecen los músculos pélvicos, necesarios para tener un buen desempeño en la cama.

Respiración

- Pararse con las manos puestas sobre las caderas, los pies separados y alineados con las muñecas.
- Girar el pie izquierdo 90 grados hacia afuera (las puntas de los dedos deben apuntar hacia la izquierda). Doblar la rodilla izquierda formando un ángulo de 90 grados (debe quedar alineada con el tobillo).
- Mantener la pierna derecha estirada hacia atrás y girar el cuerpo hacia la izquierda.
- Mirar hacia delante o levemente hacia arriba. Respirar profundamente tres veces.
- Volver a la primera posición y repetir con el otro lado.

Este ejercicio aumenta la flexibilidad de toda la zona pélvica, la más usada durante los encuentros sexuales.

Movimientos con una pelota

- Sobre una pelota inflable, sentarse con las piernas un poco separadas y las manos en la cadera. Dirigir la pelvis hacia delante y hacia atrás.
- En esta misma posición también se pueden dibujar círculos con el movimiento de las caderas.

- Es importante que en todo momento solo se mueva la zona pélvica. El resto del cuerpo debe quedar en la misma posición.

Una vez más, con este ejercicio nos focalizamos en la movilidad de las partes del cuerpo que nos llevan al placer.

Ejercicio de flexibilidad

- Arrodillarse y poner la cola sobre los tobillos.
- Manteniendo esta posición, llevar con lentitud el cuerpo hacia delante hasta que la cabeza toque el suelo. Los brazos deben estar estirados adelante de la cabeza, con las palmas apoyadas en el piso.
- Respirar profundamente cinco veces y relajarse.

Esta posición fue diseñada para flexibilizar el cuerpo, algo fundamental para poder practicar las posturas sexuales. Además, nos mantiene relajados y en conexión con nosotros mismos.

• ¿Cuál puede ser un ejercicio para estimularse?

Este ejercicio enseña a relajarse, conectarse y a tomarse un tiempo para el placer, sin la necesidad de buscar sí o sí el orgasmo. Se realiza de la siguiente manera:

Uno de los dos integrantes de la pareja debe acostarse, relajarse y sentirse cómodo.

El otro empieza a acariciarlo suavemente. Puede usar sus manos, boca o ambas. Se enfoca solo en su propio placer.

Cuando el que recibe las caricias siente que su excitación empieza a subir, le dice a su pareja que se detenga. Respira profunda y lentamente, revisa que sus muslos estén relajados, deja que su libido baje y vuelve a empezar. Cada vez que las caricias los hagan alcanzar un nivel, deberán detenerse y bajar un par de niveles. Por ejemplo, si el estado justo antes del clímax es el nivel 10, entonces, hay que dejar subir la excitación hasta el nivel 6, detenerse y dejar que caiga hasta un nivel 4.

Luego, intercambiar los papeles: quien recibía las caricias y mimos pasa a hacérselas al otro, siguiendo los mismos pasos y subidas y bajadas de nivel de excitación.

• ¿Y una respiración para relajarse en pareja?

Esta respiración se llama "tántrica" y ayuda a mejorar la conexión con la pareja y a relajarnos. Además, como sucede en toda actividad, aprender a respirar es fundamental para el buen desempeño. Se realiza de esta sencilla manera: hay que comenzar acostándose con la pareja en la postura de la "cucharita": los dos apoyados sobre un lado, con las piernas semiflexionadas y mirando en la misma dirección.

Ambos deben cerrar los ojos y relajarse. Inspirar lentamente, aguantar la respiración por unos segundos y, luego, exhalar también con lentitud. Cuando lograron sentirse cómodos con el propio ritmo de respiración, empezar a prestar atención al de la pareja. Tratar de sincronizar los ritmos respiratorios, inhalando y exhalando al mismo tiempo. Continuar así por cinco minutos. Este sencillo ejercicio ayuda a liberar tensiones y reconectarse con la pareja. Es la mejor forma de empezar a tener sexo.

• ¿Existe algún masaje especial para prepararse para el sexo?

Sí, a través de este masaje se revaloriza el cuerpo que tan olvidado tienen muchas parejas. Es un masaje mutuo, pero no simultáneo. Este ejercicio no tiene como finalidad el producir una erección, ni un orgasmo ni conseguir el coito. Es simplemente un intento de reconectarse corporalmente, de dar y recibir placer. Se realiza así:

Busque con su pareja un lugar cómodo y privado. Consiga alguna crema o aceite aromático. Decidan quién va a ser el primero en dar y quién el primero en recibir el masaje. Si no se ponen de acuerdo, lo sortean. Lo ideal es hacer este ejercicio desnudos, pero las personas muy pudorosas podrían hacerlo en ropa interior.

El que recibe el masaje se pone boca abajo en la cama, con los ojos cerrados y los brazos a ambos lados de la cabeza. El que se dispone a acariciar se ubica sentado o arrodillado como montando a su compañero.

Es importante en este ejercicio que quien recibe las caricias sea sensible al contacto. No tiene que dar explicaciones, ni hacer comentarios sobre lo bien o mal que lo está haciendo el otro, salvo que existan molestias o dolor. Tampoco debe comenzar a usar las manos para devolver las caricias. Simplemente debe percibir las sensaciones corporales ya sean gratas o inquietantes, erotizantes o inhibitorias. Traten de relajarse y gozar.

El que masajea pone entre sus manos un poco de aceite o crema, calienta sus manos y comienza a acariciar al compañero en la zona del cuello y los hombros. Este masaje debe ser suave, lo más parecido a una caricia.

Desde la espalda ir bajando hacia los miembros inferiores sin dejar de masajear los brazos, las manos y cada uno de los dedos, los glúteos, cara interna y externa de los muslos, las piernas. Aflojar los dedos de los pies uno a uno con breves movimientos rotatorios.

Una vez que masajeamos todo el dorso, el compañero se dará vueltas quedando boca arriba, siempre con los ojos cerrados. Se repetirá la operación comenzando desde los músculos de la cara siguiendo por el cuello, el tórax, los pechos (que la mujer acaricie suavemente los pezones del varón puede ser una grata experiencia).

Un dato importante: no se deberán incluir los genitales en este masaje. Sí, en cambio, se continuará por la región abdominal y la zona cercana al pubis, la cara interna de muslos y el resto de las piernas, pero NO los genitales.

Cuando el masaje haya finalizado cambien de rol: el que fue masajeado pasa a masajear y viceversa. Con las mismas características anteriores en todo el cuerpo comenzando por la espalda y luego por el frente, pero sin los genitales.

Este ejercicio debería durar unos 40 a 60 minutos incluyendo el masaje de los dos.

Una vez terminada la experiencia la pareja se contará todo lo que sintieron tanto en el rol de dar como en el de recibir el masaje: si hubo dolores, molestias o tensiones, qué zonas los excitaron más, qué cosas nuevas y placenteras descubrieron, qué deseos o fantasías tuvieron, pero siempre rescatando la experiencia nueva que vivieron juntos.

• ¿Cómo evitar la apatía en la pareja?

Algunas personas sienten que cuando una pareja lleva muchos años juntos deben sentir aburrimiento y apatía. Pero esto no es así. El aburrimiento tiene relación, principalmente, con los intereses en común y con aquellos que los miembros de una pareja puedan desarrollar entre ambos.

Uno de los principales motivos del aburrimiento en la pareja es la rutina. La falta de sexo, uno de los momentos más gozosos e íntimos de la pareja, también puede ser causa de aburrimiento; pero puede ocurrir lo contrario, que por este sentimiento disminuya el deseo y los encuentros sexuales. En muchas ocasiones, estas crisis pueden llevar a rupturas o infidelidades que pueden evitarse si en la pareja existe un diálogo fluido en el que cada uno se exprese acerca de lo que le está pasando. Otra vez la clave está en la comunicación eficaz en la pareja.

• ¿Qué consejos hay anti-aburrimiento?

Primero y principal, hay que renunciar a ser la pareja perfecta de las telenovelas. Cada uno debe ser como es, con sus propias virtudes y defectos. No hay que compararse con otras parejas. Hay que construir las propias reglas de bienestar. También es importante resaltar en la pareja las cosas que nos gustan: detalles de su ropa, de su cuerpo, de prolijidad o creatividad, rasgos atractivos de su personalidad y hacérselo saber. Todos precisan cada tanto la confirmación del interés de la pareja. Una buena idea también es visitar juntos un sex-shop para ejercitar aspectos más transgresores y divertidos y apartarse del sexo solemne que produjo el aburrimiento.

Es muy importante también delimitar el terreno de la familia e hijos haciéndose una escapada de improviso.

Cantar, bailar, tomar clases de tango, salir a cenar, aprovechar todos los sentidos para despertarlos, y con ellos reavivar la pasión sensual.

Leer libros de sexo, buscar en internet y seleccionar juegos sexuales también son buenos para practicar en pareja.

• ¿Qué son los juegos sexuales?

Mucha gente cree que el deseo sexual debe surgir por sí mismo, y esto no es verdad. Los sexólogos se cansan de explicarnos que la sexualidad precisa de nuestra atención y dedicación, de nuestra voluntad y de nuestras acciones. Dentro de los recursos de los que todos disponemos para poner en marcha el motor del deseo se encuentran los juegos sexuales. Esta es una herramienta excelente para despertar el erotismo, que nos ofrece dos pilares fundamentales para fomentar el buen sexo: la creatividad y la imaginación.

• ¿Qué nos pueden brindar los juegos sexuales?

Jugar aumenta el deseo, despierta lo dormido en nosotros y nos permite poner en marcha aspectos verdaderos de nuestro yo que están tapados por las máscaras del cotidiano y la rutina. El juego permite darnos cuenta de que somos mucho más eróticos de lo que habitualmente queremos creer o nos permitimos reconocer. Al redescubrir lo erótico, despertamos el deseo y renovamos la pasión en la pareja.

• ¿Y si a la pareja no le gustan los juegos?

A la pareja hay que recordarle que son solo juegos, que no vamos a juzgar su placer o desempeño. También hay que alentarla a jugar premiando con pequeños regalos cuando se anima a salirse del rol estructurado de ama de casa o jefe de familia perfectos.

Hay que alentar a la pareja a que pierda la vergüenza, a que confíe en nosotros, sin preocuparse por el ridículo, sino disfrutando de lo lúdico y el sexo.

- ### ¿A qué jugar?

El juego puede incluir cambio de hábitos como juegos en sí. Por ejemplo, jugar es:

- Cambiar de escenarios (¿no puede ser a otro horario que a la noche, y en otro lado, que siempre en la cama?).
- Construir con la pareja personajes y escenas que produzcan excitación.
- Ir con la pareja a un sex shop y comprar juguetes sexuales.
- Leer literatura erótica solos o acompañados con la pareja.
- Ir a bailar, a comer, a un bar swinger, etc., todo aquello que rompa con lo "habitual" permitirá salir de la rutina y traer nuevos aires a la pareja.

- ### ¿Existen juegos en sí para hacer en pareja?

Sí, por ejemplo, pueden jugar a encontrarse en un punto elegido por ambos antes de regresar a la casa, ejemplo un hotel, un sex shop, etc. No ir a la casa como hacen todos los días le dará un condimento especial al encuentro.

Otra idea es encontrarse en una esquina, hacer como si ninguno se conociera y provocar un "levante" callejero, usando cada uno sus propios recursos de seducción.

- ### ¿Qué juegos hacer en casa?

Una forma de jugar es escribir en papeles lo que cada uno desearía del otro, cómo le gustaría que lo acariciara, que lo besara, dónde, de qué forma y luego cada uno le entregue al otro lo escrito y deben hacerlo tal cual está escrito.

Usar disfraces también puede ser erótico. Usando lencería muy sexy, se puede realizar un baile erótico para la pareja siendo él el espectador y que éste tenga que darle un puntaje al show.

• ¿Contarse fantasías también es una forma de jugar?

Sí, siempre teniendo presente que el otro no se enoje, o aclarando que es un juego, para que nadie se sienta herido. Mirar videos pornográficos juntos, buscar posiciones nuevas en el Kamasutra, utilizar juguetes eróticos, cremas y velas aromáticas que se vuelven aceite para masajes, bañarse juntos, variar el lugar de la casa para tener sexo, dejarse arrancar la ropa, cambiar de posturas, todo lo que la imaginación nos proponga. Hay que dejarse llevar para disfrutar plenamente y reavivar la sexualidad en la pareja.

• ¿Qué otros juegos se pueden hacer en pareja?

Un juego muy divertido es, al encontrarse en la cama, desconocer a la pareja. Al principio nos mirará sorprendido, pero luego, quizá se una al juego y se deje llevar por lo lúdico. Se pueden crear otras situaciones semejantes, que realmente sorprenden al otro y dan curiosidad.

Las situaciones de riesgo avivan el deseo sexual de gran manera en muchas personas. La previsibilidad lo mata. Por lo tanto ¿por qué no acariciarse en algún sitio "prohibido", como en los tiempos de la adolescencia? Es un juego que, aunque adultos, también ayuda a sacarse la rutina de encima.

La guerra de almohadas, ahora populares, también puede ser una buena forma de liberarse de tensiones y predisponerse al amor, más libres y sonrientes.

Otro juego es poner un cuarto totalmente a oscuras y la consigna es buscarse en la oscuridad. Quien toca primero a su pareja tiene derecho pedir o que desee.

Otra forma de jugar en la oscuridad es poner un mantel en el piso y colocar sobre él una serie de bocaditos ricos para comer con la mano. Con la luz apagada el juego consiste en alimentar a la pareja sin que vea qué le estamos dando de comer y que a cada uno le cueste averiguar en qué lugar de la oscuridad está su boca. Así dejarse llevar por la sensorialidad del gusto y el tacto en la oscuridad dará sus frutos a nivel sexual.

• ¿Qué es lo más importante que hay que tener en cuenta para tener buen sexo?

Lo fundamental es mantener la conexión emocional entre los amantes y la buena comunicación: no esperar que el otro adivine lo que deseamos o nos gusta. Hay que tratar de expresarse como uno es, sin estereotipos.

Para mantener viva la llama del deseo son importantes: la práctica de la seducción, el contacto corporal cotidiano, los besos en la boca, los mimos, los abrazos y la creatividad. Si se toma conciencia de haber caído en la rutina siempre que el afecto esté presente se está a tiempo de revertir la situación.

Hay que dejar fluir la imaginación y dejarse sorprender. Así lograrán juntos una sexualidad plena y feliz.